CLIMATOLOGIE GÉNÉRALE

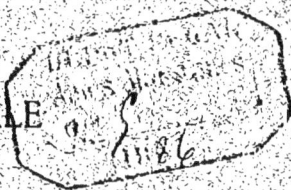

DES CLIMATS MIXTES

PAR

Le Dr CAZENAVE DE LA ROCHE

Membre de la Société Météorologique de France, Correspondant de l'Académie
Royale de Médecine de Rome, de la Société de Médecine pratique de Paris, etc.

MÉDECIN CONSULTANT A MENTON ET AUX EAUX-BONNES

(Extrait du *Journal de Médecine de Paris* et de l'*Europe thermale*)

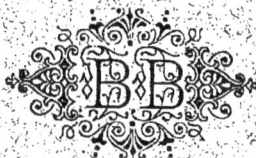

NICE

IMPRIMERIE NOUVELLE, J.-B. BERNA ET N. BARRAL

3, Place de la Liberté, 3.

1884

CLIMATOLOGIE GÉNÉRALE

DES CLIMATS MIXTES

PAR

Le Dr CAZENAVE DE LA ROCHE

Membre de la Société Météorologique de France, Correspondant de l'Académie
Royale de Médecine de Rome, de la Société de Médecine pratique de Paris, etc.

MÉDECIN CONSULTANT A MENTON ET AUX EAUX-BONNES

(Extrait du *Journal de Médecine de Paris* et de l'*Europe thermale*)

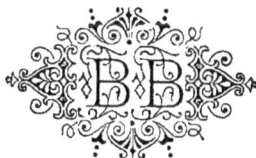

NICE

IMPRIMERIE NOUVELLE, J.-B. BERNA ET N. BARRAL

3, Place de la Liberté, 3.

—

1884

CLIMATOLOGIE GÉNÉRALE

DES CLIMATS MIXTES

Dans un travail, lu il y quelques années à la *Société de médecine de Lyon* (1), j'insistais auprès de mes honorables collègues de la savante compagnie sur l'importance clinique d'une judicieuse sélection des climats médicaux appliqués au traitement des grands processus morbides, et plus particulièrement de la tuberculose, l'objectif de la médecine contemporaine. A propos de cette grande pourvoyeuse des stations hivernales, je m'attachais à démontrer que, dans l'appropriation d'un climat à la curabilité de la phthisie pulmonaire, il convient de subordonner le choix du poste hygiénique, bien moins à la maladie seule qu'à la modalité qu'elle revêt et subsidiairement à la phase de l'entité phymatique.

Ces principes fondamentaux de climatologie appliquée exposés dans une courte communication, et dont l'exactitude est garantie par de nombreuses observations recueillies dans mes voyages aux pays recommandés par la médecine, semblent avoir été entendus de quelques-uns, si j'en juge par une plus grande précision et plus de justesse dans les directions données aux émigrants.

---

(1) *Principes de Climatologie générale.* Mémoire de la *Société de médecine de Lyon*, 1880.

Certainement nous sommes loin du temps où des princes de la science, qui furent nos maîtres, se bornaient à conseiller le *Midi* aux malades justiciables des climats chauds, sans préciser autrement le lieu de résidence hivernale, laissant ainsi ces infortunés dans un embarras d'autant plus grave que la latitude qui leur était laissée était plus grande. Sans parler de la France méridionale, qui se résumait à cette époque dans les deux stations de Nice et d'Hyères, l'Italie, l'Espagne, les îles Baléares et de l'Atlantique ne représentaient-elles pas au même titre à leurs yeux le *Midi ?* Autant eût-il valu conseiller à un phthisique, à un asthmatique, un herpétique ou à un rhumatisant les eaux des Pyrénées ou de l'Auvergne, sans en indiquer la source voulue. Depuis cette époque, il est juste de le reconnaître, la Climatologie à fait des progrès incontestables ; mais, avant d'avoir atteint l'Hydrologie, sa sœur cadette pourtant, il lui reste bien du chemin à parcourir. Je n'en veux pour preuve que la différence qui règne entre la classification de ces deux branches des sciences naturelles.

Réformer la classification de la première en ce qu'elle offre de défectueux et d'incomplet, tel est le but de cette communication. Autant le mode de classement adopté pour les eaux minérales est logique et dénote des notions chimiques et médicales précises et exactes autant la classification suivie encore aujourd'hui par l'école en climatologie est insuffisante et surannée.

Quels renseignements utiles, quelles indications profitables le praticien éloigné, absorbé par les exigences de la clientèle courante, peut-il, en effet, puiser dans une division assez peu philosophique, pour ne tenir compte ni des nuances, ni des intermédiaires, et qui, mettant en coupe réglée tous les climats médicaux, les partage simplement en deux catégories diamétralement opposées et aussi nettement tranchées que celles des *Climats sédatifs, climats excitants ?* Comme s'il entrait dans les habitudes de la nature de procéder par sauts et par bonds. « La nature, a dit Buffon, mar-« che toujours et agit en tout par degrés imperceptibles « et par nuances. » (*Hist. anim.*, ch. XI.)

Passe encore si cette classification ne manquait que de philosophie ; mais elle manque sur certains points d'exactitude, notamment quand, par exemple, elle range Menton, Palerme et Valence au nombre des climats excitants. « *Ab uno disce omnes.* » Pour qui a visité, comme je l'ai fait souvent, ces postes hygié-niques, de pareilles hérésies sont d'autant plus regret-tables, qu'elle amènent fatalement les praticiens mal renseignés à commettre de graves erreurs, dont le ma-lade solde en définitive les frais.

Toutefois, ce serait pousser la critique jusqu'à l'in-justice d'exiger qu'une science, comme la climatologie qui, dès son berceau n'a rencontré sur sa route que pierres d'achoppement et fausse direction, fût aussi avancée dans son développement que l'hydrologie, dont les débuts furent patronnés par des écrivains aussi illustres que les Bordeu, Anglada, Pâtissier, Gubler, Pidoux, Durand-Fardel, Willemin et tant d'autres, dont les noms se présentent sous ma plume. Sans pré-tendre à un rôle aussi considérable vis-à-vis de la climatologie, mais vivement désireux de contribuer à son avancement, je considère comme un devoir d'ap-porter mon tribut à l'œuvre, quelque faible qu'il soit, en signalant les lacunes les plus urgentes à combler.

— Une des premières est celle qui concerne la classi-fication. Il serait grands temps de la remplacer par un mode de classement plus en rapport avec l'état actuel de nos connaissances médicales et avec les besoins légitimes des malades. Dans ce but il conviendrait de compléter le mode divisionnaire employé jusqu'à ce jour dans les études climatologiques, en établissant comme trait d'union entre les deux catégories beau-coup trop exclusives des climats *sédatifs* et *excitants*, une classe intermédiaire que j'appellerais *Climats mixtes.* En introduisant en climatologie cette catégorie complémentaire et transitoire, nous ouvrons une nouvelle porte de salut à cette nombreuse famille de phthisiques, dont le tempérament participant de la double modalité morbide de la tuberculose : l'éréthisme et la torpidité, réagit sur la dystrophie d'une façon *mixte.* Il y a une vingtaine d'années, dans un travail intitulé : *Action thérapeutique des Eaux-Bonnes dans la phthisie pulmonaire,* (1)» je signalais pour la première fois à l'attention des nosographes la haute portée clinique de ces différentes formes de la tuberculose. Si elles sont le critérium des médications hydrologiques, le rôle qu'elles jouent dans la sélection des climats n'est pas moins important.

C'est dans cette nouvelle classe des *Climats mixtes* que rentreraient, à mon avis, certaines variétés de climats dégénérés ou déviés de leur origine première, par des causes naturelles ou purement accidentelles. C'est principalement dans la famille trop largement ouverte des climats sédatifs qu'on rencontre ces milieux atmosphériques intermédiaires, qui ne sont que climats de transition. Bien des climats réputés sédatifs et rangés comme tels à côté de Madère, de Rome ou de Pise, ne sont souvent que des climats dépressifs, si l'on en juge par les effets observés sur l'organisme sain ou à l'état pathologique. Or, entre la sédation et la dépression, la distance est grande. Un climat sédatif relèvera les forces de l'organisme dans des conditions déterminées de modalité morbide, en portant le calme dans le système nerveux, et en éteignant l'irritation pulmonaire. Un climat dépressif, au contraire, les brisera en dissolvant l'énergie vitale et en précipitant la marche du processus. La dépression caractérise en général les stations médicales du Sud-Ouest de l'Europe, sou-

---

(1) Mémoire lu à la Société d'Hydrologie de Paris.

mises qu'elles sont à la prépondérance des vents chauds et humides de l'Océan.

On le voit, il y aurait encore là une distinction importante à faire, dont la classification de l'Ecole ne tient pas compte.

— Le même reproche pourrait être adressé à la seconde catégorie de la classification, celle des *Climats excitants*. Tous les climats inscrits sous cette rubrique dans cette grande division n'excitent pas de la même manière l'organisme. Les uns impriment aux fonctions de nutrition et de rénovation moléculaire une activité plus grande, agissant en cela à la façon des médicaments toniques (climats excitants toniques). Les autres, plus limités dans leur portée, bornent leur action à une exaltation de la contractibilité et de la sensibilité sans profit pour l'économie. (Climats excitants simples).

La nuance me paraît assez importante pour être notée. La classification actuelle ne la mentionne pas davantage.

— Cette loi des transitions et des nuances qui fait complètement défaut à la classification climatologique, nous la retrouvons également inscrite sur le terrain hydrologique. La nature n'est-elle pas toujours conséquente avec elle-même ?

Dans les divers groupements des eaux minérales, le médecin hydrologue a su faire la part des nuances différentielles qui unissent entre elles les sources plus ou moins similaires de composition chimique ou d'aplications médicales qui en font aussi une gamme hydrologique susceptible de répondre aux diverses nuances des maladies. Prenons par exemple la phthisie, dans ses rapports de curabilité avec les eaux minérales. Dans le groupe des Eaux Sulfureuses seules, le médecin n'a-t-il pas déjà à sa disposition les Eaux-Bonnes, Cauterets, les Eaux-Chaudes, Saint-Sauveur, Saint-Honoré enfin, qui lui offrent une échelle de médicaments d'intensité graduelle ? Et, si les eaux sulfureuses sont contre-indiquées par la modalité de l'entité, ne peut-il trouver dans la série des nuances qui distinguent les variétés minérales de la grande famille des eaux Alcalines une source qui réponde plus exactement à l'indication? N'a-t-il pas le choix entre les bicarbonatées sodiques fortement chlorurées d'Ems, les bicarbonatées sodiques arsénicales de Vals (*source Dominique*), ou bien les bicarbonatées calciques et sodiques, légèrement arseniquées du Mont-Dore ou de Royat? Si les moyens multiples dont dispose le médecin hydrologue sont si variés, est-ce à dire que le champ de l'hydrologie soit plus riche que celui de la climatologie? Evidemment non. Il a été mieux exploré, voilà tout.

Dans un prochain chapitre, abordant le terrain des applications médicales, je ferai une étude spéciale sommaire des principaux climats qui me paraissent rentrer de plein droit dans la nouvelle division des *Climats mixtes* que je propose.

II

Dans le paragraphe précédent, je disais qu'il n'entre pas dans les habitudes de la nature de procéder par sauts et par bonds, « *Natura non facit saltum,* » et que la loi des nuances et des intermédiaires se retrouvait aussi bien en climatologie qu'en thérapeutique. Comme celle-ci, en effet, la climatologie médicale repose sur des nuances. Qu'est-ce qu'un climat en définitive, sinon un véritable médicament dont la constitution éminemment complexe, peut échapper à nos investigations, mais dont le maniement reste soumis aux mêmes règles, et exige de la part de l'homme de l'art le même tact et la même expérience que n'importe quel autre agent pharmaco-dynamique ? Le jour où des notions plus complètes et une classification plus rationnelle auront comblé les vides de la division classique, les climats deviendront entre les mains des praticiens des remèdes d'un emploi aussi précis dans leurs indications, aussi nuancés dans leurs applications que les médicaments de première marque : le fer, le quinquina, l'opium et le mercure avec leurs préparations multiples qui en affirment les nuances.

Ce jour-là pourrait être bien proche, si, comme j'en démontrais naguère l'urgence (1) il était créé dans l'enseignement de nos Etudes médicales, une chaire officielle de *Climatologie et d'hydrologie médicales.* Une pareille lacune est incompatible avec l'état de nos connaissances actuelles. Il y a 50 ans, avant les chemins de fer, alors que les moyens de communication

---

(1) *Une Lacune dans l'Enseignement de nos Etudes médicales.* Broch. 1882, Nice.

étaient longs, fatigants et dispendieux, l'émigration
des malades vers les pays du soleil constituait un
mode de traitement exclusivement réservé aux favo-
risés de la fortune. Les médecins n'étant qu'excep-
tionnellement consultés sur le choix d'une résidence
hivernale, les notions climatologiques ne s'imposaient
pas comme aujourd'hui à leur mandat professionnel.
A cette époque, la climatologie médicale ne jouait
dans la médecine qu'un rôle effacé. Sa bibliographie
était pauvre. En publiant en 1849 son remarquable
ouvrage sur le *Climat médical de l'Italie*, le docteur
E. Carrière vint l'enrichir et imprimer à cette branche
de l'hygiène une impulsion d'autant plus féconde en
résultats pratiques qu'elle coïncidait avec les nouveaux
modes de transport à grande vitesse. Qu'il me soit
permis, à moi qui fus son ami, de rendre ici un tribut
de regrets à cet honnête et laborieux confrère qui vient
de s'éteindre, après une vie de dévouement et de fidélité
consacrée à une Royale infortune.

La classe des climats *mixtes* résume, à mon sens,
toutes les nuances dont les météorologistes ne tiennent
pas un compte suffisant. Elle constitue une nombreuse
famille : je n'en ferais pas ici une étude détaillée. Elle
nous conduirait au delà des limites d'une simple communication. Je ne signalerai que les postes hygiéniques
principaux qui peuvent servir de type en Europe et sur
la côte Africaine.

C'est dans cette classe que je rangerai eu premier
lieu, à titre d'annexe dont la portée pratique n'échappera
point aux médecins climatologistes, les *climats locaux*,
c'est-à-dire ces milieux asmosphériques enclavés dans
d'autre milieux sensiblement différents de nature et
d'effets. Un climat local se trouve le plus généralement
borné à un quartier de la station, ou limité à une circon-
scription territoriale peu étendue, sise dans la zone péri-
urbaine du poste hygiénique. Une montagne, un accident
de terrain, une forêt, le voisinage de la mer ou d'un

simple cours d'eau, telles sont ordinairement les causes
déterminantes des climats locaux. Nous en trouvons
des exemples dans la plupart des stations médicales
connues : à Arcachon, la *Ville d'hiver* (forêt), par op-
position au boulevard de l'Océan ; à Pau, dans la *Rue
du Lycée* ; à Hyères, dans le vallon de *Coste Belle*
mieux protégé du Mistral ; à Cannes, dans le *Cannet* qui
représente comme stimulation la note au-dessous de
Cannes ; à Nice, dans les quartiers de *Saint-Etienne*,
de *Carabacel* et de *Cimiez*, bien moins exposés aux
influences excitantes de la mer que la *Croix de Marbre*,
les *Ponchettes* et les *rives du Paillon ;* à Menton,
les *Cuses ;* à Venise, le *Quai des Esclavons* et la *Place
Saint-Marc*, plus particulièrement ouverts aux douces
et tièdes influences de la demi-rose méridionale ; à
Pise, le *Long-Arno ;* à Naples, les quartiers de *Santa
Lucia* et la *Villa Reale*, enfin *Aci-Reale*, non loin de
Catane, station à laquelle je reproche ses trop brus-
ques changements de température.

J'ai visité ces différents postes hygiéniques, et j'ai sé-
journé dans la plupart d'entre eux un temps suffisam-
ment long pour pouvoir me faire une idée exacte de
leur valeur médicatrice formulée dans mes différents
travaux. Ils représentent tout autant d'atténuations
climatoriales, d'intermédiaires transitoires entre la
constitution plus accusée de la station principale prise
dans son ensemble et la météorologie générale de la
région. Ils donnent à ceux qui les ont étudiés *sur
place* la clef d'appréciations contradictoires que nous
entendons journellement émettre sur leur caractère
médical.

III

En tête des climats mixtes spéciaux pour la France seulement, je placerai *Amélie-les-Bains,* en tant que station hivernale. Cette résidence tient le milieu entre les climats sédatifs ou dépressifs du sud-ouest Français : Arcachon, Dax, Biarritz, Cambo, Orthez, Pau, et les climats franchement stimulants et toniques du littoral Franco-Ligurien : Hyères, Cannes, Nice, Menton, San Remo. En disant *le milieu,* je ne prends pas pour base de ma destinction la moyenne thermométrique comme Humbolt, ni l'ensemble des facteurs météorogiques, comme le docteur Williams ; mais la nature des effets produits et des résultats observés sur l'organisme sain ou à l'état morbide. [D'ailleurs, comme médecin, je ne saurais admettre d'autre classification. Celle-ci repose sur des données fournies par l'observation médicale, et l'intelligente initiative de l'homme de l'art et non sur des chiffres, et des moyennes automatiquement enregistrées par des instruments graphiques.

Je ne crois pas utile de donner ici la météorologie d'Amélie-les-Bains ; elle se trouve dans toutes les notices publiées sur la station, mais d'indiquer les causes qui font que ce climat participe à la fois des climats sédatifs et excitants. Ces causes, elles résident, d'une part, dans le faible degré d'altitude de la station et sa latitude méridionale ; d'autre part dans sa proximité relative de la mer (30 kil.) et les conditions orographiques qui régissent cette localité.

Amélie-les-Bains se trouve située dans une vallée étroite, ouverte au nord-est et au sud-ouest. Malgré la puissante protection que prête à la station le massif imposant du Canigou, celle-ci n'est pas à l'abri des influences septentrionales qui arrivent jusqu'à elle, à travers les brèches et les larges crevasses que présente le système hypsométrique. Soustraite au midi, la résidence reste ainsi largement accessible à l'action inconstante des vents latéraux. En mentionnant le déboisement des montagnes périphériques, j'aurai complété l'ensemble des agents modificateurs atmosphériques et terrestres qui donnent au climat d'Amélie-les-Bains ce caractère mixte qui en fait une individualité climatoriale féconde en applications médicales. C'est principalement dans ses effets thérapeutiques que le climat d'Amélie-les-Bains affirme sa nature constitutionnelle.

Dans son intéressante *Etude clinique sur le Climat d'Amélie-les-Bains* (1), M. le docteur Louis Granier vient confirmer en tous points l'assertion. Cet honorable confrère conseille le séjour d'Amélie aux tempéraments lymphatiques, scrofuleux, phlegmatiques, à réaction lente, à fibre lâche : de même aux individus à tempérament nerveux acquis par suite de causes déprimantes. Sur le terrain exclusivement morbide, il est encore plus explicite. « La tuberculose se trouve amen« dée par le séjour sous ce climat vif et tonique. En « première ligne vient toute forme torpide, catarrhale, « d'origine scrofuleuse ou acquise. En seconde, toute « forme trop excitable pour affronter l'air stimulant « de la mer, les hautes altitudes, et pour laquelle un « air tonique et sec est cependant indiqué. »

MENTON. — Si Amélie-les-Bains, par sa météorologie et ses applications médicales, rentre de plein droit dans la classe des climats mixtes, Menton dans un ordre de climats plus puissants n'a pas moins de titres à figurer dans la même catégorie. A Menton, la donnée climatoriale se prononce, le climat intermédiaire s'accentue avec la netteté que lui impriment les conditions toutes exceptionnelles qui distinguent ce milieu atmos-

---

(1) *Etude clinique sur Amélie-les-Bains,* par le docteur Louis Granier. Paris, Masson, éditeur, 1883.

phérique des autres stations de la Rivière. On peut
dire que si l'action toni-excitante est la dominante des
climats du littoral franco-ligurien, l'action toni-séda-
tive est la caractéristique de la station Mentonnaise.
Selon la loi d'Hippocrate, celle-ci trouve sa vérification
dans le tempérament de l'indigène, chez lequel se rencontre une association bien équilibrée de l'élément
lymphatique et de l'élément sanguin. Par ailleurs, une
expérience déjà longue du climat m'a démontré sa
puissance médicatrice : 1º dans les phthisies à réaction
mixte, à toutes les périodes du processus phymatique ;
l'action excitante tempérée par l'action sédative étant
à la hauteur d'une tâche devant laquelle les ressources
pharmaceutiques° restent impuissantes ; 2º dans la
forme *caséeuse* de la phthisie, cette expression pathologique de produits phlegmasiques regressifs qui con-
finent au tubercule proprement dit ; 3º par son côté
sédatif, le climat de Menton est susceptible d'heureux
effets dans tous les états morbides où il y a surexcita-
tion du système nerveux avec douleur, et tout particulièrement dans les grandes névroses avec hyperes-
thésie de la sensibilité générale ou spéciale.

Cette dualité dans les effets produits par le climat
de Menton s'explique : Hermétiquement fermée aux
influences réfrigérantes de la demi-rose septentrionale
par une triple enceinte de hautes montagnes, largement ouverte aux vents du Midi, la station constitue-
rait un climat hyposthénisant et dépressif au plus haut
degré, si l'air stimulant et tonique de la mer qui en
baigne les rivages n'intervenait puissamment comme
correctif et contrepoids (1).

— En fait de climats mixtes, l'Italie ne compte guère
que Sorrente, dans le golfe de Naples ; Venise, Pise et
Rome étant des climats sédatifs à divers degrés. Quant

---

(1) *Climat de Menton*, sa *Spécialisation médicale*, Dʳ C. de la Roche,
1883, 1 vol., Nice, Berna-Barral, éditeurs.

à Naples, la moderne Parthénope serait un milieu susceptible d'applications médicales déterminées, sans sa météorologie turbulente.

L'hypsométrie qui régit l'ancienne *Sirenum*, la Sorrente moderne, explique le caractère intermédiaire de son climat. Sans défense contre les influences boréales, la cité du Tasse est fermée au sud-ouest, au sud et à l'est par l'enceinte orographique que forme la montagne de Massa, la chaîne Campanienne et le mont Vico. Une exposition aussi nettement septentrionale impliquerait un climat retivement froid et sec, conséquemment excitant, s'il n'y avait une large part à faire à la latitude méridionale de la station et à la somme d'humidité que les vents du nord lui apportent après leur long parcours à travers le golfe Napolitain. La barrière montagneuse qui se dresse autour de la station supprime tout antagonisme anémométrique. — L'inverse se produit sur la rive septentrionale du golfe, à Baia, à Pouzzoles et à Ischia. L'observation médicale confirme les données météorologiques. Les valétudinaires, dont l'affection exige à la fois des influences toniques assez peu accusées, pour ne pas monter jusqu'à l'excitation, et qui redoutent les effets débilitants d'une température trop chaude et humide, se trouveront très bien du séjour à Sorrente.

— L'Espagne n'a pas de climats mixtes. Les postes hygiéniques que possède la péninsule : Barcelone, Valence, Alicante, Carthagène et Almeria sont échelonnés et enclavés dans une longue zone territoriale qui se déroule du nord-est au sud-ouest entre la Méditerranée et le gigantesque rempart granitique des monts Ibériens et Marianiques.

Egalement soumises à la prépondérance des influences austro-orientales (le Levante), ces différentes stations présentent dans leur constitution météorologique et leurs effets une uniformité correspondante. Malaga, par son exposition plus méridionale, diffère sensiblement des milieux hygiéniques de la zone maritime par le degré de sécheresse que lui impriment les vents méridionaux qui portent avec eux le cachet de leur origine Africaine.

—Je terminerai cette étude à vol d'oiseau en signalant à l'attention des médecins une station que je visitai il y a vingt ans et qui me frappa par la douceur de l'air, par le calme qui régnait dans l'atmosphère et surtout par la faiblesse des oscillations thermométriques : Tanger (dans le Maroc). Abritée de l'est par un chaînon de l'Atlas, du nord et de l'ouest par un système de collines étagées, la station reste ouverte aux influences humides et chaudes du sud-ouest qui trouvent leur correctif dans le souffle plus sec et plus incisif de l'est. C'est dans l'alternance de ces deux antagonistes que réside la compensation qui imprime au climat son caractère intermédiaire. La colline appelée le *Djebel* est le point le plus favorisé. La luxuriante végétation qui s'étale sur ses pentes onduleuses en est l'éloquent témoignagne. L'amélioration notable que deux hivers passés à Tanger produisirent sur une jeune dame de mes parentes, phthisique à la période initiale, à modalité mixte, viendrait confirmer jusqu'à un certain point l'appréciation que je formule avec toute la réserve que m'impose une connaissance imparfaite de la résidence Mauresque.

Je ne mets pas un seul instant en doute qu'il n'existe plusieurs autres stations médicales qui, par leur météorologie, leurs propriétés thérapeutiques, aient des droits incontestables à figurer parmi les *Climats mixtes*. Il m'eût été facile, en élargissant le cadre de mes recherches climatologiques, d'en compléter la liste. Mais en donnant un plus grand développement à l'étude des climats spéciaux, je serais sorti des limites de cette note exclusivement réservée à la Climatologie générale.

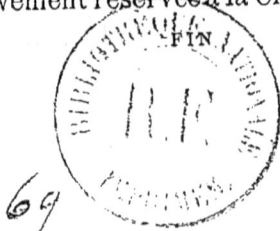

FIN